图解指压祛百病丛书

轻松指压，美容美体

郭长青　苗茂　刘涛　刘白雪 ◎编著

中国盲文出版社

图书在版编目（CIP）数据

轻松指压，美容美体：大字版 / 郭长青等编著. —北京：中国盲文出版社，2018.9
ISBN 978 - 7 - 5002 - 8330 - 0

Ⅰ.①轻…　Ⅱ.①郭…　Ⅲ.①美容—穴位按压疗法　Ⅳ.①R245.9

中国版本图书馆 CIP 数据核字（2018）第 037907 号

轻松指压，美容美体

编　　著：郭长青　苗茂　刘涛　刘白雪
责任编辑：顾　盛
出版发行：中国盲文出版社
社　　址：北京市西城区太平街甲 6 号
邮政编码：100050
印　　刷：北京新华印刷有限公司
经　　销：新华书店
开　　本：880×1230　1/32
字　　数：41 千字
印　　张：3.5
版　　次：2018 年 9 月第 1 版　2018 年 9 月第 1 次印刷
书　　号：ISBN 978 - 7 - 5002 - 8330 - 0/R · 1112
定　　价：12.00 元
销售服务热线：（010）83190297　83190289　83190292

目录 | CONTENTS

基础知识 *1*

指压治疗　41

基础知识

一、何谓美容

爱美之心人皆有之，古今中外没有例外。大量的古代文物和文献说明从远古石器时代，古人就已经有了美容和美体的工具、饰物及多种方法。随着社会的发展，美容美体的手段日趋多样化，人们不仅把美作为本能的追求，而且逐渐作为一种礼仪上的需要。现代社会，人们对美的追求越来越高，并且把对美与健康的追求统一起来，追求健康的美、科学的美、自然的美。指压美容美体疗法主要是通过刺激相应的腧穴，激发经络对人体的良性调节作用，使其既能调整人体内在的机能状态，又能改善局部血液循环，恢复正常，从而达到既美丽又健康的目的。

指压美容就是从中国传统医学的整体观

1

念出发，以指压为手段，通过对局部皮肤及穴位的刺激，达到养护皮肤、美化容颜、延缓衰老、治疗面部皮肤病等目的的一种方法。具有简便易行、安全可靠、效果明显、适应症广等特点，外能美容，内能调节组织器官功能，促进皮肤新陈代谢，可保健强身，增强体质，美容养颜。它从根本上解决了皮肤老化的问题，是中医美容的一大特色。

指压美容在某些方面完全可以与现代化妆品和整形术等现代美容术相媲美。指压美容具有优越性和实用性的特点，对于治疗黄褐斑、痤疮、扁平疣、老年斑、脱发等有显著效果。指压美容没有绝对禁忌症，同其他疗法适当配合可以提高疗效。而指压美容相比注重局部皮肤营养而达到效果的西方美容方法，效果更加稳定而持久。

二、指压美容美体的特点

1. 美与健康并举，疗效可靠持久

指压的各种治疗方法是以中医基础理论为指导，强调从整体观念出发，针对每一个个体的不同情况，调节平衡，铲除发生损容损形性疾病的内在原因，同时选择适当的方法治疗局部病变。这样，局部与整体结合、内治与外治结合，不仅可以取得明显的、确切的美容美体效果，而且较其他方法疗效更加持久。当然，值得指出的是，美容美体的同时给人以健康，这更是其他治疗方法所不能做到的。

2. 非破坏性治疗，副作用极小

指压治疗方法的目的在于刺激、加强经络，根据人体的机能状况使其向良性方面调整，因此不会造成对人体机能的破坏。就具体操作方法而言，大部分指压疗法不破坏人体正常的组织结构。

三、指压美容美体的范围

美容：指压可以改善皮肤粗糙、皮肤晦暗、皮肤松弛、毛孔粗大、面部皱纹、眼睑下垂、鬓发早白、头发稀疏、发质不良等情况，因此可以达到直接的美容效果。

美体：指压能够有效地减肥、丰乳，改善肌肉松弛、腰粗、臀垂、驼背、斜肩等，因此有明显的美体效果。治疗损形性疾病：指压疗法对中风偏瘫、肌性斜颈、小儿麻痹后遗症、鸡眼、脊柱侧弯、乳房下垂、乳房发育不良等有一定的疗效，能最大限度地改善症状，不仅有益于美化形体，也有益于提高患者的生活质量。

其他：指压还可以缓解疲劳、稳定情绪、增强免疫、延缓衰老、益智明目等，有益身心，使人既健又美。

四、指压美容美体的理论基础

经络具有运行气血、濡养周身的作用，

能够把阳气、阴血、津液源源不断地输送和散布到外表器官，滋润皮肤，营养毛发，使人的皮肤红润光泽、细腻滑润、富有弹性，毛发浓密光亮、乌黑柔顺。经络能够抵抗外界致病因素的侵袭，保护人体，因此可以防止有害的致病因素影响人体，也可以将不利于人体的代谢产物及时排出，从而避免损容性疾病的发生，使人体匀称健美。可见只有组织器官和经络的功能正常，人体才能表现出健康的美。如果某一组织器官发生病变或某一经络功能发生障碍，导致人体内外平衡失调，则必然会通过经络之间的复杂联系反映到体外，表现为面色萎黄或苍白，面容憔悴，皱纹满布，皮肤苍老晦暗、弹性减弱，毛发干枯早白、稀疏脱落。若组织器官或经络功能异常，人体自身代谢异常则表现为某种损容损形性疾病的发生。经络联系全身，沟通内外，能够把身体内在的某些不协调或疾病反映在体外，因此当人的容貌形体出现问题或发生了某些损容性疾病，往往说明存在某些相应的内在疾病。从这一角度讲，人体的外在状况是人体健康的"晴雨表"。指压美容是从人的整体出发，通过刺激腧穴经络而调节组织器官、气血的功能，充分调动人体自身的积极因素，强身健体，从而延缓人体的衰老过程，增强体质，抵抗疾病。因此，调整经络也可以治疗多种损容损形性疾病及相关疾病。

五、经络腧穴理论在指压美容美体方面的应用特点

1. 经络理论在指压美容美体方面的应用特点

对于指压美容美体，临床上非常注重经络在体表的循行路线、经络与组织器官的联系及十四经各经的疾病。大部分损容损形性疾病有明确的部位，根据发病部位判断本病所涉及的经络，进而循经取穴，这也是最常

用的方法之一。很多损容性疾病其实就是某种器官病，大多损形性疾病是脏腑功能失调的结果。熟知经络与脏腑、经络与器官、脏腑与器官之间的联系，为运用中医的基本理论寻找疾病因素，推断疾病机理奠定了基础。了解十四经疾病，绝不仅限于了解一般意义上的十四经疾病，更应了解各经脉所涉及的损容损形性疾病。如从广义上讲，胃经疾病包括胃肠病、头面五官病、神志病及经脉循行部位的其他病证；从美容美体的角度讲，具体有：脾胃虚弱导致的面色萎黄、消瘦、乳腺发育不良、乳房下垂、身材矮小、早衰、额角脱发等；胃火旺盛导致的面部毛细血管扩张、面部皮肤粗糙、面部毛孔粗大、面疖、痤疮、扁平疣、酒渣鼻、口臭、唇炎、齿龈炎等；湿热聚集导致的头面皮脂溢出、脱发、胸腹大腿脂肪堆积；食欲偏盛导致的肥胖；与本经循行部位有关的口眼㖞斜、眼袋、面颊色素斑及其他颜面部疾病、下肢瘫痪等等。这对于准确辨证选穴及正确选择治疗方法有非常重要的意义。

2. 腧穴理论在指压美容美体方面的应用特点

从使用穴位种类的频率看，美容美体使用最多的是阿是穴，阿是穴常常是损容性疾病病位局部、损形性疾病病症最明显突出处、有关内脏疾病在体表的压痛点、某些损容性疾病在体表的特异性反应点（如结节、条索、色素斑点、斑丘疹等），阿是穴往往作为主穴应用；十四经穴的使用也非常广泛，将十四经穴的近治作用、远治作用及特殊作用相结合，运用局部取穴、远端取穴、对证取穴及取本经穴、取表里经穴、前后配穴、上下配穴、左右配穴等方法，使腧穴配伍更加体现标本同治的原则。从各部位腧穴来说，指压美容多用面部的腧穴，指压美体多用躯干四肢腧穴。从腧穴的作用而言，肢体远端的腧穴善于调整经络，躯干部位的腧穴善于调整脏腑。指压疗法对这些腧穴的应用，能够帮助人们实现健康的美，并达到持久的效果。有些腧穴对某些疾病有特殊的治疗作用，根据各种损容损形性疾病的特点，在准确分析分型的前提下，恰到好处地应用这些腧穴，不仅有助于治愈多种损容损形性疾病，还可以大大提高某些难治损容损形性疾病的治疗效果。

六、面部美容的常用穴位

爱美的女性往往喜欢在脸上下功夫，花钱买护肤品。一般的美容方法只是局部的皮肤营养改善，而中医讲究整体观念，人们的外部容貌也是人体有机整体的一部分，一个人容貌漂亮与否，实际上与脏腑、经络、气血都有密切联系。只有脏腑功能正常，气血充足，才能保持青春、容光焕发。因此，中医美容都是由内而外，从补益脏腑、调节经络气血着手，这是美容的根本方法。可以通过刺激穴位，调节人体的神经、体液及内分泌系统的功能，促进新陈代谢，从而达到美容的目的。当然，在我们的脸上藏着很多个"美容穴"，我们通过按摩这些穴位，能起到很好的保养效果，而且穴位按摩不需要花一分钱，所以是最超值的美容方法了。例如，缓解眼睛疲劳和眼周浮肿的穴位有攒竹穴、太阳穴、承泣穴；消除脸部浮肿的穴位有颊车穴、天突穴、迎香穴；减少额头皱纹的穴位有鱼腰穴等。通过刺激面部经络腧穴，使局部血管扩张，促进血液循环、淋巴循环，增加局部营养供应，为皮肤各层组织补充营养和水分；通过针刺刺激，促进局部肌肉收缩，增强肌肉弹性，预防肌肉松弛，可用于防治皱纹，等等。面部美容常用的穴位有：

【百会】

命名：百，数量词，多的意思；会，交会。"百会"指手足三阳经及督脉的阳气在此交会。本穴在人的头顶，在人的最高处，因此人体各经上传阳气都交会于此，所以名"百会"。也称"顶中央穴"、"三阳五会穴"、"天满穴"、"天蒲穴"、"三阳穴"、"五会穴"、"巅上穴"。

部位：属督脉的穴道，位于人体头部，在头顶正中线与两耳尖端连线的交点处（图1-1）。

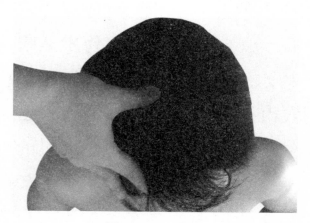

图1-1 百会

自我取穴按摩法：①正坐，举起双手，张开虎口，大拇指的指尖碰触耳。指尖、手掌心向头，四指朝上；②双手的中指在头顶正中相碰触；③先将左手的中指按压在穴位上，再将右手的中指按在左手中指的指甲上；④双手的中指交叠，同时向下用力按揉穴位，有酸胀、刺痛的感觉；⑤每次按揉 1～3 分钟。

【攒竹】

命名：攒，聚集的意思；竹，指山林之竹。"攒竹"的意思是指膀胱经湿冷水气由此吸热上升。因为此处穴位的物质是睛明穴上传而来的水湿之气，因性质偏寒吸热上行，与睛明穴内提供的水湿之气相比，由本穴上行的水湿之气量小，如同捆扎聚集的竹竿小头一样，所以名"攒竹"。攒竹穴有很多别名，如眉本、眉头、员在、始光、夜光、明光、光明、员柱、矢光、眉柱、始元、小竹、眉中。"眉本"的意思是指此处穴位气血的强弱关系到眉发的荣枯。"始光"的意思是说膀胱经气血在此处由寒湿的状态变为阳热的状态。

部位：属足太阳膀胱经经脉的穴位，在眉毛内侧端，眼眶骨上凹陷处（图1-2）。

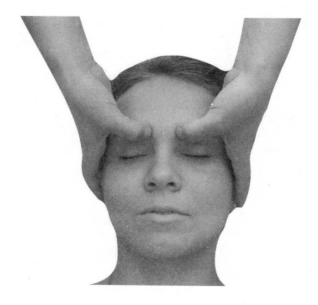

图1-2　攒竹

自我取穴按摩法：①正坐，轻闭双眼，两手肘支撑在桌面上；②双手的手指交叉，指尖向上，两个大拇指的指腹向上，由下往上向眉棱骨按压，轻按有痛、酸、胀的感觉；③每次左右两穴位各按揉1～3分钟，也可以两侧穴位同时按压。注意：一般人取穴，是由面部直接按压在眉棱骨上，正确的应该是由下往上按。

【太阳】

是经外奇穴，在眼睛与眉毛间的侧面，向后约一横指处，快接近发际处（图1－3）。有清热散风、解痉止痛的作用，此穴位可促进新陈代谢，消除眼睛疲劳、浮肿。

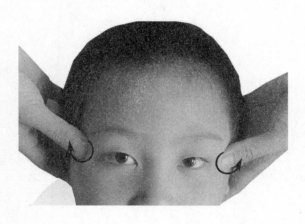

图1－3　太阳

【承泣】

命名:"承"的意思是受:"泣"指泪、水液。"承泣"的意思是胃经体内经脉的气血物质都是从这里出来的。胃经属阳明经,阳明经多气多血,多气就是指多气态物,血是受热后变成的红色液体,多血即多液又多热。胃经体表经脉的气血运行是由头走足,向下走行。胃经体表经脉和胃经体内经脉构成无端循环。胃经体内经脉气血物质的运行方式是散热上行。此处穴位的物质就是由胃经体

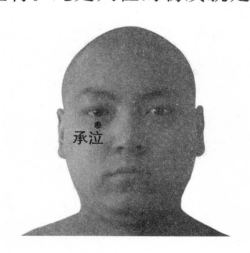

图 1-4　承泣

内经脉气血运动生成的。体内经脉中，气血物质以气的形式上行，并由体内经脉出体表经脉后，经气冷却液化成经水。经水位于胃经的最上部，处于不稳定状态，就像泪液要滴下来一样，所以称"承泣穴"。

部位：属足阳明胃经。承泣穴位于面部，瞳孔直下，当眼球与眶下缘之间（图1-4）。

自我取穴按摩法：①正坐、仰靠或者仰卧，眼睛直视前方，食指和中指伸直并拢，中指贴在鼻侧；②用食指的指尖按压下眼眶的边缘处，有酸痛感；③双手的食指伸直，用食指的指腹按揉左右穴位，每次各按揉1～3分钟。

【球后】

经外奇穴，在眶下缘的外1/4与内3/4交点处（图1-5）。主治视神经萎缩、视神经炎、近视、青光眼、玻璃体混浊、内斜视等。能调整小肠机能，帮助吸收，从而使人容光焕发。

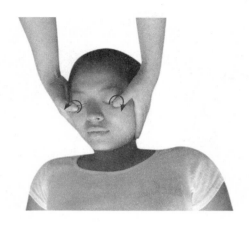

图 1-5　球后

【迎香】

命名：迎，迎受的意思；香，脾胃五谷之气的意思。此处穴位接受来自胃经的气血，大肠经和胃经都属于阳明经，其气血物质所处的天部层次都相近，迎香与胃经相邻，所以又为低位，于是，胃经的浊气就会下传到此处穴位，所以称为迎香穴，它还有一个别名是"冲阳穴"。

部位：属手阳明大肠经经脉的穴道，在鼻翼外缘中点旁，当鼻唇沟中间（图 1-6）。

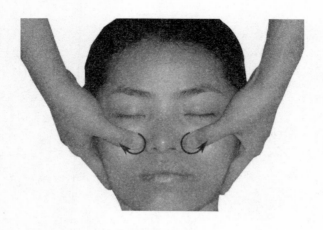

图1-6　迎香

自我取穴按摩法：①正坐或仰卧，双手轻握拳，食指伸直；②用食指的指腹垂直按压穴位，有酸麻感；③也可单手拇指与食指弯曲，直接垂直按压两侧穴位；④每天早晚两侧穴位各按一次，每次按压1～3分钟。

【颊车】

命名：颊，指该穴位所在的部位是面颊；车，指运载的工具。"颊车"的意思就是指此处穴位的作用是将胃经的五谷精微气血物质循着胃经运上头部。此处穴位的物质是从大迎穴传来的五谷精微气血物质，到达此处穴位后，由于受内部心火外散的热量，气血物质就循着胃经输送到头部，就像用车载一样，所以名叫"颊车"。此处穴位另外还有几个别名，分别是"曲牙穴"、"机关穴"、"鬼床穴"、"牙车穴"。

部位：属于足阳明胃经经脉的穴位，位于下颌角前上方大约一横指处，按之凹陷处（大约在耳下一寸），用力咬牙时，咬肌隆起的地方（图1-7）。

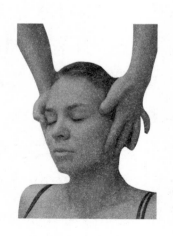

图1-7 颊车

自我取穴按摩法：①正坐或者仰卧，双手的大、小指稍屈，中间三指伸直；②用中间三指按压下巴颊部，主要用中指指腹压在咬肌隆起处，有酸胀感；③可以同时左右揉按（也可单侧揉按）；④每次按压 1～3 分钟。

【地仓】

命名：地，脾胃之土的意思；仓，五谷存储聚散的地方。地仓穴的意思就是指胃经地部的经水在此处聚散。此处穴位的物质是胃经上部各穴位的地部经水聚集而成，再由此处穴位分流输配，具有仓储的聚散作用。因为地仓是一身之粮仓，国家之粮库，由君皇管辖，头为君皇之位，所以，这处穴位在头部而不在肚子上。地仓穴也被称为"会维穴"、"胃维穴"。这个穴位的气血输配是否正常，直接关系人体的各种生理功能是否正常，所以称会维、胃维。

部位：属于足阳明胃经经脉的穴位，位于口角外侧旁开约0.4寸处，**直上瞳孔**（图1-8）。

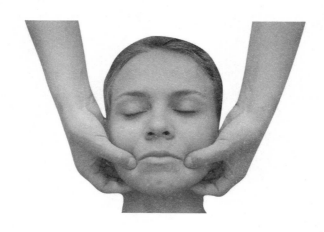

图1-8　地仓

自我取穴按摩法：①正坐或仰卧，轻轻闭口；②举起两手，用食指指甲垂直下压口吻两旁的穴位，稍用力掐揉穴位，有酸痛胀麻的感觉；③每天按揉两次，每次1～3分钟。

【承浆】

任脉穴位，在下唇与下颏的正中间凹陷处（图1-9）。具有生成液态物质，疏通经络的功能。主治流涎、口喎、面肿、消渴等。它能控制激素的分泌，保持肌肤的张力，预防脸部松弛，消除胸部浮肿。

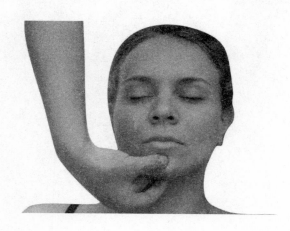

图1-9 承浆

【天突】

任脉穴位，又是阴维与任脉的交会穴，在颈部，当前正中线上，胸骨上窝正中（图1-10）。具有疏通肺部气体，止咳平喘，通利咽部的功能。它能刺激甲状腺，促进新陈代谢，加速水分的排出，去除脸部多余的水分。

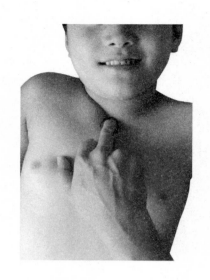

图 1-10　天突

【合谷】

命名：这个穴位名出自《灵枢·本输》，也称虎口，属于手阳明大肠经原穴。它是古代全身遍诊法三部九候部位之一，即中地部，以等待胸中的气态抽象物质。因为它位于大拇指与食指之间的凹陷处，犹如两山之间的低下部分。拇指与食指的指尖相合时，在两指骨间有一处低陷如山谷的部位，所以称

"合谷"。虎口是指手张开之后它的形状就像大大的虎口一样。

部位：属于手阳明大肠经经脉上的穴位，当拇指和食指伸张时，在第一、二掌骨之间，近第二掌骨中点（图1-11）。

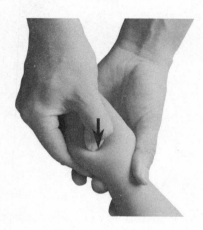

图1-11　合谷

自我取穴按摩法：①一只手轻握空拳，拇指和食指弯曲，两指的指尖轻触，立拳；②另一只手掌轻轻握在拳头外，用大拇指的指腹垂直按压穴位，有酸痛胀感；③分别按压左右两手，每次各按压1～3分钟。

【曲池】

命名：曲，隐秘、不太察觉的意思；池，指水的围合、汇合的地方。"曲池"指此处穴位的气血物质是地部上部的、湿浊的气态抽象物质。此穴物质为手三里穴下降的雨气产生的，位于地的上部，性质湿滞重浊，就像雾露，为隐秘的水。它也被称为"鬼臣穴"、"洪池穴"、"阳泽穴"。

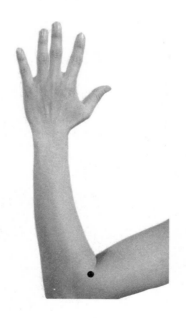

图 1-12　曲池

部位：属手阳明大肠经经脉的穴位，屈肘成直角，在肘弯横纹尽头筋骨间凹陷处（图1-12）。

自我取穴按摩法：①正坐，轻抬左臂与肩高，手肘内屈，大约成直角；②右手轻握左手肘下，大拇指弯曲，用指腹垂直掐按，有酸痛感；③先按压左手，再按压右手，每次各按压1～3分钟，早晚各一次。

【关元】

命名：关，关卡的意思；元，元首的意思。"关元"指的是任脉气血中的水湿物质在此处不能上行。因为本穴物质为中极穴吸热上行的天部水湿物质，到达本穴后，大部分水湿被冷却下降在地面，只有小部分水湿物质吸热上行，此穴位就如同天部水湿的关卡一样，所以名"关元"。

部位：属任脉的穴道，在人体的下腹部，前正中线上，当脐中下三寸（图1-13）。

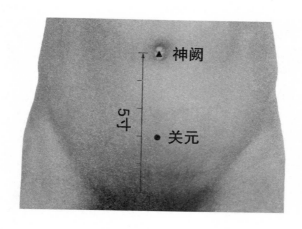

图 1-13　关元

自我取穴按摩法：①正坐或仰卧，双手放在小腹上，手掌心朝下，用左手中指的指腹按压穴位，右手中指的指腹按压在左手中指的指甲上；②用两手中指同时用力按揉穴位，有酸胀的感觉；③每天早晚两侧穴位左右手轮流按揉，每次按揉 1～3 分钟。

【足三里】

命名：足三里是胃经的合穴，也就是胃功能的聚集点，主治腹部上、中、下三部的症状，因此名为"三里"。此穴位于人体下肢，为了和手三里相区别，所以称为"足三里"。

部位：属足阳明胃经经脉的穴位，位于小腿前外侧，当犊鼻穴下三寸，距胫骨前嵴一横指（中指）处（图1-14）。

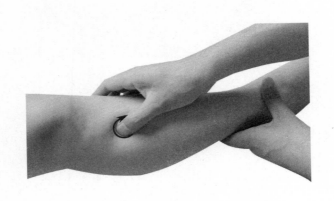

图1-14　足三里

自我取穴按摩法：①正坐，屈膝90°；②除大拇指外，其余四指并拢，放在外膝眼直下四横指处；③用中指的指腹垂直用力按压，有酸痛、胀、麻的感觉，并因人的不同感觉向上或向下扩散；④每天早晚两侧穴位各按揉一次，每次1～3分钟。

【三阴交】

命名：三阴，即足三阴经；交，交会的意思。"三阴交"的意思就是指足部的三条阴经中气血物质在此穴交会。此穴物质有脾经提供的湿热之气，肝经提供的水湿风气，肾经提供的寒冷之气。三条阴经气血交会在这个地方，故名"三阴交"。三阴交穴也称承命穴、太阴穴、下三里穴。"太阴"的意思是指本穴物质为足三阴经气血交会而成，位于足部，表现出较强的阴寒特性；"下三里"是指

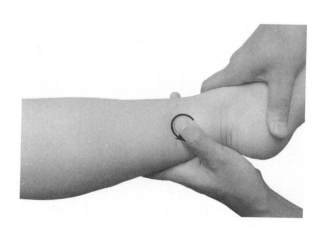

图 1－15　三阴交

穴内气血场的范围，即本穴内气血场范围较大，犹如三里之广。

部位：属足太阴脾经经脉的穴位，在人体小腿内侧，足内踝尖上三寸，踝尖正上方胫骨后缘凹陷中（图1－15）。

自我取穴按摩法：①正坐，抬起一只脚，放置在另一条腿上；②一只手的大拇指除外，其余四指轻轻握住外踝尖；③大拇指弯曲，用指尖垂直按压胫骨后缘，会有强烈的酸痛感；④每天早晚两侧穴位各按揉一次，每次按揉1～3分钟。注意：孕妇禁按此穴位。

【血海】

命名：血，指受热后变成的红色液体；海，大的意思。"血海"的意思就是说此处穴位是脾经产生的血聚集的地方。因为本穴物质是阴陵泉穴外流水液气化上行的水湿之气，气血物质充斥的范围大如海，所以名"血海"。血海穴又别名"百虫窝穴"、"血郄穴"。"百虫窝"的意思是指此处穴位的气血物质聚集生成的脾经之气，性质偏湿热，而此处穴位所应的时序、地域又为长夏，是百虫产生的时候和繁衍的地方。"血郄"是指本穴内的物质为血。因为本穴物质为天部的水湿云气，其性质既湿又热，是血的气态物质存在形式，穴内气血物质的出入是水湿云气，水湿云气折合为血，其量较小，犹如从孔隙中出入一样。

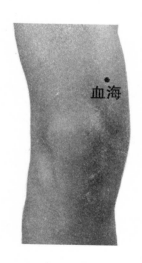

图 1－16　血海

部位：属足太阴脾经经脉穴位。屈膝，

在大腿内侧，髌底内侧端上 2 寸处，当股四头肌内侧头的隆起处（图 1－16）。

自我取穴按摩疗法：①正坐，抬起左脚，放在右侧的膝腿上；②用右手掌按住左膝，食指、中指等四指放在膝上，拇指放在膝盖内侧上方，大拇指弯曲，用大拇指的指尖按揉穴位，有胀、酸、微痛的感觉；③每天早晚两侧穴位各按揉一次，每次按揉 3～5 分钟。

【风市】

命名：风，风气的意思；市，集市的意思。"风市"的意思是指胆经经气在这个穴位散热冷缩后，生成的水湿风气。本穴物质为环跳穴传来的天部凉湿水气，到达本穴后，凉湿水气进一步在散热缩合作用下变为天部的水湿云气，水湿云气由本穴的天部层次横向向外传输，此穴位就如同风气集散的地方，所以名"风市"。

部位：属足少阳胆经经脉的穴位，在人

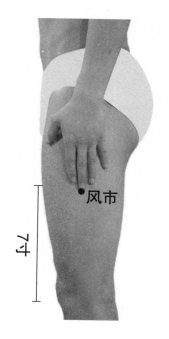

●风市

7寸

图 1－17　风市

体大腿外侧的中线上，当髌底上 7 寸，或者直立垂手时，中指尖所在的部位（图 1－17）。

　　自我取穴按摩法：①直立或者侧卧，手自然下垂，手掌轻贴大腿中线如同立正一样；②用中指的指腹垂直下压穴位，有酸、胀、麻等感觉；③先左后右，每次两侧穴位各按压 1～3 分钟，也可以同时按揉两侧穴位。

美容通常选用的穴位还有肺俞（图 1 -
18）、肾俞（图 1 - 19）、中脘（图 1 - 20）、
长强（图 1 - 21）等。

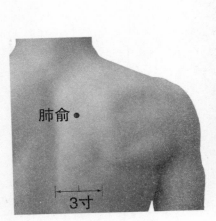

图 1 - 18　肺俞

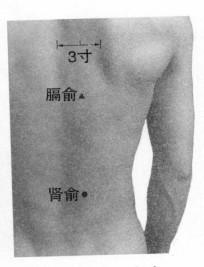

图 1 - 19　肾俞

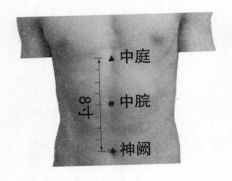

图 1 - 20　中脘

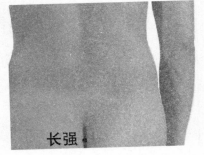

图 1 - 21　长强

如遇特殊情况，可近部取穴与远部选穴配合，以对症选穴为原则。近部选穴指就近选取腧穴进行按摩，比如祛除眼袋，可以选睛明、瞳子髎；祛除鼻部雀斑，可以取迎香、巨髎（图1-22）等。

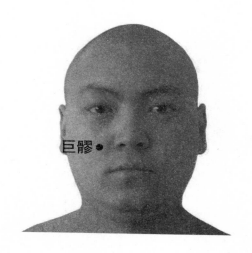

图1-22　巨髎

远部选穴多数是循本经取穴，如面部痤疮，属于肺系病变，可取太渊（图1-23）、鱼际（图1-24）；如属脾胃异常，可取太白、三阴交等。

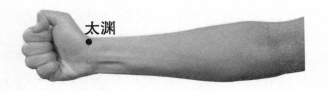

图 1－23　太渊

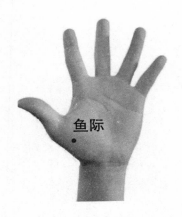

图 1－24　鱼际

　　局部取穴可以通过活络，改善循环，促进表皮细胞新陈代谢以消除斑点、斑疵，并能增强肌肉弹性；而全身取穴则着重于平衡脏腑，调节各系统的功能以达到美容的目的。

　　指压按摩最好在洗浴后进行，因为沐浴

后，血液循环加快，体温上升，容易产生较好的效果。入睡前，以轻松的心情按摩脸部，对皮肤弹性的恢复很有帮助。早晨起来或是午饭后也可以。一般来说用食指或中指的指尖按摩，没有特别方向，每个穴位2～3分钟，以感到穴位酸胀为宜。通过刺激面部的穴位，让疲劳、浮肿的脸恢复活力，能够补养脏腑，消除肿块，调节气血运动，从而减轻或消除影响面部的某些生理或病理性疾病，进而达到强身健体、延缓衰老、美容养颜的目的。你只需每天一次，两个星期后就会看到效果。指压按摩时需注意：

①指压按摩前需彻底清洁肌肤，最好在每日清晨清洁后或睡前洗浴后进行。

②应注意手法的训练，指压按摩手法以轻柔为好；每次选用穴位不宜过多，以5～8穴为宜；指压按摩的时间一般不超过30分钟，以免皮肤受到过度刺激而适得其反。

③指压按摩具有良好的美容效果，持之以恒地进行是关键。

七、面部指压按摩方法

紧张、忙碌的生活常常令都市女性只注重化妆却忽略对皮肤的护理保养。有不少人都认为皮肤按摩、护理很费时间，又麻烦，所以不能坚持下去，省去了这一重要环节。其实只要掌握正确的方法，你就能在短时间内进行面部保养。这里介绍一种"五分钟面部按摩美容法"。

1. 消除眼下皱纹（1分钟）

在眼区抹些护肤霜。将双手的食指按在双眼两侧，中指按在眉梢下端；用力把皮肤和肌肉朝太阳穴方向拉，直到眼睛感到绷紧为止。双眼闭张6下，松手休息。重复6次。

2. 消除眼角皱纹（1分钟）

将你的食指或中指按在双眼两侧；轻闭

双眼，同时用中指或无名指撑住眼皮，当眼皮垂下时，手指缓缓地朝两旁耳朵方向拉；从1数到5，然后松手休息。重复6次。

3. 消除前额皱纹（1分钟）

双手合掌，拇指朝向你的脸部靠在额正中，两手上下移动，用拇指至手腕部分的肌肉按摩额头；以同样的方法从额的一侧（太阳穴开始）按摩至另一侧，来回缓慢做3次，放松休息。重复2次。记住要在额上涂些护肤霜。

4. 健美下巴（1分钟）

先在下巴上涂些护肤霜。用右手中指从左侧嘴角的下端开始，用力按摩下巴左半部分，来回10次；再用左手中指按摩下巴右半部分。还可以用手指将下巴尽量往上推，使下唇紧贴上唇，从1数到15，放松。

5. 健美脸颊肌肉（1分钟）

先涂护肤霜。将食指或中指按在嘴边，

然后轻轻推向鼻子，再用力将手指经过脸颊，拉向两旁耳朵方向。

面部按摩要求手法要稳定，部位要准确，有节奏感，动作灵活、轻盈、柔和，力度要适中，快而有序。

指压治疗

八、色素代谢障碍类损容性疾病的指压治疗

1. 黄褐斑

黄褐斑与中医学文献中记载的"面尘"、"面黑"、"黧黑斑"等相似。本病的原因、机制较复杂，情绪忧郁、生气造成肝气运动、气血流动异常在面部产生斑；体质弱、水湿长期在体内停滞、思虑伤到脾气导致脾的生理功能异常，气血不足，面部肌肤得不到充足的营养而生斑；过度的性生活、惊慌伤到肾使肾气不足，水邪向上分布在面而生斑等。说明本病与肝、脾、肾三脏密切相关，而气血流动异常、气血不足、水湿向上分布为主要机制。

（1）辨证分型

气滞血瘀型：面部黄褐斑分布广泛，呈紫褐色，或伴有肋骨下胀满，心烦易怒，月经前乳房胀痛或临月经肚子痛，月经不畅，月经血中有黑褐色血块，舌质紫暗或有瘀斑瘀点，苔薄，脉弦。

气血不足型：面部色斑呈浅褐色，皮肤色白无光泽，伴精神不振，失眠，心慌气短，肚子胀，食欲差，月经量少色淡，舌质淡，边有齿痕，苔薄白或白腻，脉濡。

肾虚水泛型：面部色斑呈黑褐色，面色发黑，怕冷，腰酸背痛，肢体浮肿，性欲冷淡，女性月经量少或闭经，男性阳痿，舌质淡，舌体胖，苔白滑，脉沉迟。

（2）指压疗法

主穴：面部皮损区。

配穴：气滞血瘀型配合谷、支沟（图2-1）、曲池、血海、蠡沟、三阴交、太冲（图2-2）。

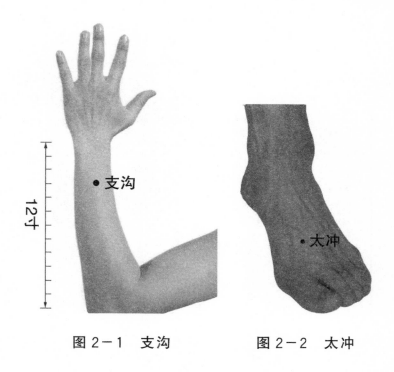

12寸 ●支沟

●太冲

图 2－1　支沟　　　　图 2－2　太冲

　　气血不足型配膈俞（图 2－3）、肝俞（图
2－4）、脾俞（图 2－5）、合谷、三阴交、足
三里。

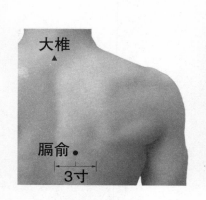

图 2-3　膈俞

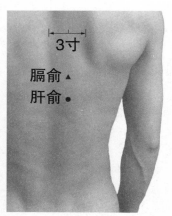

图 2-4　肝俞

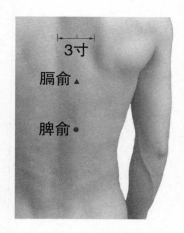

图 2-5　脾俞

肾虚水泛型配肾俞、命门（图 2-6）、关元、气海（图 2-7）、太溪（图 2-8）。

操作：每次主穴必用，配穴选用1个，交替使用。

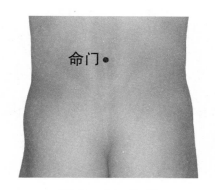

图2-6 命门

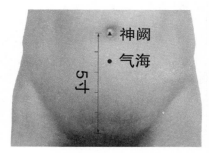

图2-7 气海

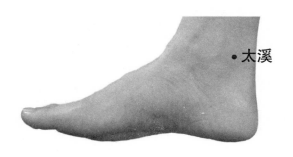

图2-8 太溪

（3）注意事项

①治疗之初，首先采用针刺配合耳穴放血的方法，待斑色明显变浅后，采用耳穴贴

压巩固疗效。年龄偏大、病程较长者，也可配合灸法。

②面部的异常往往是体内脏腑功能失调导致的。如月经不调、子宫肌瘤、肝病等伴发的黄褐斑，要在疾病得到有效治疗后才可逐渐减退。因此尽量搞清病因，整体局部同治，不仅斑色很快变浅，全身症状也会改善或痊愈。

③黄褐斑有一部分属产后未退的妊娠斑，这种情况应在停止哺乳后开始治疗。

④多食富含维生素的食物，尽量减少日晒面部，保持愉快、乐观、开朗、安定的情绪，注意劳逸结合，不滥用化妆品。

2. 雀斑

本病俗称为"雀子"、"雀子斑"等。中医认为本病多因先天营养不良，肾虚，肾水不能滋养面部，面部的火邪阻滞经络生成斑；或皮肤不致密，风邪侵入体内，风是阳邪，头部首当其冲，邪气在面部皮肤生成斑。

（1）辨证分型

肾水不足型：多有家族史，自幼发病，斑点暗黑，压之不褪色，互不融合，对称分布于鼻两侧，面色白皙或晦暗，皮肤粗糙。

风邪外蕴型：斑点较小，呈黄褐色或咖啡色，压之褪色，广泛分布于颜面、颈项、肩背、手背等暴露部位，日晒明显加重。

（2）指压疗法

主穴：三阴交、曲池、合谷、足三里。

配穴：肾水不足型配肝俞、肾俞、脾俞、太溪。风邪外蕴型配风池（图2-9）、膈俞、血海。

操作：每次主穴、配穴各选用1个，交替使用。

（3）注意事项

①早期治疗应以指压针刺为主，大部分雀斑会变浅，对于较深、较大的雀斑，可采

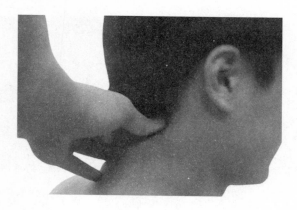

图 2-9　风池

用点灼疗法，身体虚弱明显者，可配合灸法。

②有些患者由于接受过激光等治疗而导致斑点扩大、色素加深、局部皮肤坏死凹陷等，治疗时应首先力争改善皮肤活性，可选用多种方法综合或交替治疗，皮肤活性接近正常后，祛斑治疗才会有效。对于曾用砂轮打磨皮肤，使皮肤变薄、毛细血管扩张的患者，也应首先治疗这些皮肤损害，然后再治疗雀斑。

③不用遮盖类、焕肤类、增白类化妆品，不滥用外涂药物，尽量防止日晒，缩短面对

电脑、电视等屏幕的时间，尽量减少荧光灯照射，以免斑点加深。

④指压治疗同时配合面部美肤按摩法，可大大提高和加速疗效。

3. 白癜风

白癜风在中医古籍中称为"白癜"、"白驳"、"白驳风"。中医认为本病的原因和机制是多方面的，如白色是肺主宰的，肺控制气体，并联系体表。若肺气不足，皮肤不致密，易受外邪侵袭，使气血不和，血液不滋润皮肤而产生白斑；先天肝肾不足或后天因素，皮肤失去濡养而局部褪色变白；若饮食偏嗜，损伤脾胃，生成痰液和水湿，生热，阻滞经络，发于皮肤，而产生白斑；思虑过度，情绪忧郁，肝气郁结，气机运行异常，或跌扑损伤等造成气血运动异常，长时间使肌肤失去滋养，皮肤憔悴脱色干枯，生成白斑。

（1）辨证分型

气血不和型：发病时间长短不一，皮损偶尔发现，多发于四肢、颜面部，呈乳白色圆形或椭圆形，或不规则的云片状，散发或重叠分布，皮损处无痒痛感，数目多少不定，边界不清，发展缓慢。伴有失眠、神疲乏力、头晕、语音低怯等虚弱征象，舌淡，脉细弱无力。

肝肾不足型：发病时间较长，可伴有家族病史，皮损多静止而不扩展，斑色纯白，边界清楚，边缘整齐，斑内毛发亦多变白，局限或泛发。可伴有头晕、耳鸣、腰酸背痛等症，舌淡或红，苔少，脉细弱。

湿热内阻型：皮损颜色粉红，边界清楚，起病急，蔓延快，皮损多分布于面部五官周围，发病前局部皮肤常有明显痛痒，或有皮肤过敏史，可伴有口渴不欲饮、头重、肢体困倦、纳呆、大便不畅、小便色黄赤等症，舌红，苔黄腻，脉濡数或滑数。

气血瘀滞型：病程长，皮损局限，呈乳白色，色泽时暗时明，边界清楚，边缘整齐，呈深褐色或紫褐色，压之不褪，皮损多为地图形或斑块状，其中心多有褐色斑点或斑片，皮损内毛发变白，皮损局限而无固定好发部位，有时可发生于外伤后之皮肤上，多不对称，病程发展缓慢，常随情感变化而加重，女性多于男性，皮损局部可有轻微刺痛。可伴有口苦咽干，胸胁部胀满，急躁易怒，月经不调，舌暗或有瘀点、瘀斑，苔薄，脉弦细或涩。

（2）指压疗法

主穴：百会、风池、曲池、血海、三阴交。

配穴：气血不和型配肺俞、膻中（图2-10）、足三里、阳陵泉（图2-11）。

肝肾不足型配肝俞、肾俞、太溪。

湿热内阻型配大椎（图2-12）、中脘、合谷、丰隆（图2-13）。

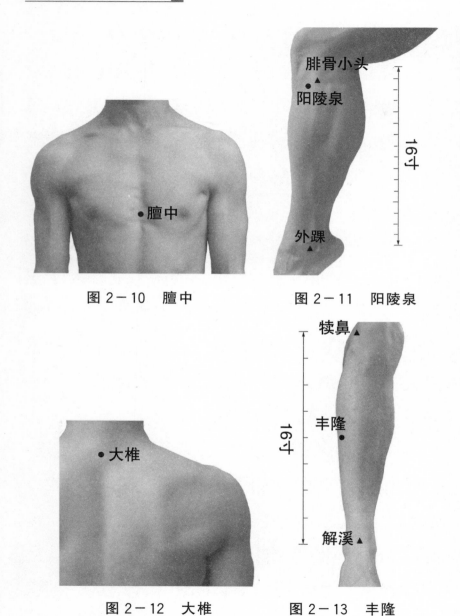

图 2－10　膻中

图 2－11　阳陵泉

图 2－12　大椎

图 2－13　丰隆

气血瘀滞型配膈俞、肝俞、膻中、太冲。

（3）注意事项

①白癜风是一种顽固性皮肤病，由于病因不明，因此到目前为止仍缺乏有效的治疗方法。指压治疗本病有一定的疗效，但很难在短时间内获愈，大多数疗法在1个月以后见效，且见效后康复亦很缓慢，一般要坚持治疗3个疗程以上，并且痊愈后巩固治疗一段时间有助于防止复发。

②指压治疗白癜风对于病程短、损害小者效果较好，而泛发性、大片状损害及节段性分布特别是肢端型者效果较差。

③适当的日光照射有助于本病康复，但要避免强光暴晒，进行期时不应过度日晒。多食有利于黑色素形成的食物，平时尽量少吃或不吃富含维生素C的食物。注意劳逸结合，适当锻炼身体。穿衣服尽量柔软、宽大舒适，减少皮肤机械性摩擦，避免皮损进行性发展。

4. 痤疮

中医学中有一些简单有效的治疗方法，常可用于治疗疾病，并且能取得意想不到的效果。

（1）简单的指压按摩治病法

1）摩腹法：双手或单手五指并拢，放在腹部，手掌在腹部作大或小圆圈摩动，每分钟摩动 60～80 圈，力度以触动到肠管和胃体为宜，可以坐位，也可以卧位操作，每次作 12～20 分钟。

摩腹法简单易学，疗效显著。

①能增强睡眠深度，调节大脑神经功能，缓解紧张压力。

②刺激胃肠蠕动，提高人体的消化分解和吸收功能，有清肠通便、排毒的作用。

③能调节主管支配脏腑的神经（自主神经），以及腹腔盆腔的肝、脾、肾、胆、胃、胰、肠等脏腑功能。

2）穴位按压法：用拇指指腹或中指指腹按压穴位，力度由轻到重，再由重到轻，反复刺激数遍，持续1～3分钟，使身体有酸胀等感觉。

按压穴位的作用显著，其穴位分别属于十二经络，与十二脏腑密切相关，内脏有毛病，一些穴位就会产生特别的反应，所以按照一定的规律按压相应穴位就能治疗内脏疾病，以达到指压按摩治病的目的。

（2）不同原因引起的痤疮均可采用指压按摩治疗

1）青春发育引起的痤疮，用穴位指压按摩能减轻

W是22岁的女性，10年前W女士月经初潮，脸上就开始起痤疮，当时很轻，有时起有时消退，一直不断。5年前，她脸上的痤疮加重了，面部零星分布十几个至二三十个红色丘疹型痤疮，有时脸部发红

发痒，有的痤疮上有脓头或脓栓。痤疮总是反反复复，时轻时重，这令 W 女士很苦恼、很失望。

后来，W 女士要大学毕业，找工作时，痤疮又有所加重，很影响 W 女士的形象，她找工作的信心大受打击。而且身体还有一些变化，有时口臭明显，面部出油，有时发红发热，大便干燥，2～3 天一次，小便黄，情绪也很急躁。

W 女士用穴位按摩治疗 2 周后，痤疮开始减轻，治疗 1 个月后大有好转，治疗 2 月后痊愈。W 女士很开心，面试有信心，工作也找到了。

2）月经失调引起的痤疮，用穴位指压按摩能提高疗效

Z 是位 18 岁的女性，2 年前月经出现异常，总往后推 7～10 天，血色暗，有血块，还有痛经，血量基本正常，月经前期常心情

烦躁、乳房胀痛，脸上也开始起痤疮，有鲜红色的，也有暗红色的，常在月经前开始加重，月经后减轻，面部还有很多痤疮色斑，面色也暗，皮肤出油，毛孔变大。

经简易方法治疗 3 周后，不仅痤疮好转，而且月经血块也少了，不痛经了，又治疗 3 个月后彻底治愈，面色变白，色斑完全消褪，人也变漂亮了，而且月经也不推后，经常心烦等悉数好转，神奇的疗效使 Z 女士切身感受到了中医学的神奇。

3）上火引起的痤疮，用敷面膜和穴位指压按摩能治愈

L 男士是位 21 岁的大学生，入冬以来一直上火，口干口渴，爱吃凉的，喝冷饮，食欲好，食量较大，但不胖，从不挑食，也不爱食辛辣，生活规律，饮水也多，就是总爱上火，一上火就全脸起痤疮，又红又痒，有时也起口唇疱疹，自己吃点黄连上清片也能

有点好转，一停药又病如原状。最近 L 要考试，三天两头上火，全脸起满了痤疮，越急越起。

L 男士用面膜和穴位按摩治疗，治疗 2 周后，痤疮不痒了，一个月后就不起了，口干口渴、上火的情况也消失了，又治疗一个月后完全变了一个人，L 男士变成了大帅哥。

（3）什么是痤疮

痤疮就是青年人说的粉刺、青春痘、面疱等。

痤疮是青春发育期，内分泌失调所致的皮肤的皮脂腺分泌过旺，毛囊角化皮脂堆积阻塞毛孔而致毛囊发炎红肿，常在面部皮肤、前胸后背部及臀部发生，皮损反复发作，此起彼消，炎症消退后，皮肤留下色斑、瘢痕，色斑可以消退，瘢痕不能消退的损容性疾病。随着高蛋白、高脂肪、高能量食物的摄取，学习工作压力增加，发病率也有所提高，由 30 年前的 10％～15％上升到 25％～30％。

现代医学对痤疮的认识及分类如下：

1）引起痤疮的细菌

①痤疮杆菌；

②皮肤葡萄球菌；

③厌氧杂菌，以及皮肤螨虫。

2）现代医学对痤疮的分类

①寻常型痤疮——最常见；

②粟粒型痤疮——偶见；

③结节型痤疮——少见；

④囊肿型痤疮——少见；

⑤暴发型痤疮——罕见；

⑥聚合型痤疮——兼具两种以上痤疮。

随着社会进步，竞争日益激烈，高热量高蛋白的食物及大量食品添加剂的摄入，痤疮发病率大大提高，青春期高达 20％～30％，病程加长，症状加重，是危害青年朋友的最主要的损容性疾病。

（4）对任何一种痤疮都适用的摩腹、指压按摩

1）摩腹

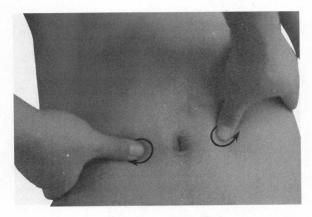

图 2－14　腹部按摩

①仰卧或坐位。

②将双手拇指分别同时放在腹部两侧，用中等力度，作圆圈状，缓缓移动，顺时针、逆时针各 6 分钟（图 2－14）。若大便不通，就只顺时针方向摩动 12 分钟。

③摩动时，移动速度、力度要平稳。

④摩腹的要求是不快、不慢、不轻、不重，很平和地去做。

作用（一般2周后起效）：

①调节胃肠功能，改善脾胃功能，治疗便秘、大便黏湿等。

②调节神经功能，改善睡眠。

2）穴位按压法

①取天枢、期门、日月穴。

②大拇指用力在穴位上按压，使穴位有酸重的得气感。

③要求力量从小渐大（保持30秒～1分钟），再由大渐小，重复几次，每次均持续30秒～1分钟。

④关键是找准穴位，得气感保持30秒～1分钟。

⑤指按天枢（图2-15）、期门（图2-16）、日月（图2-17）各1分钟。

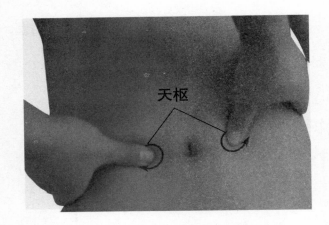

图 2-15　天枢

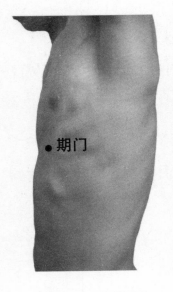

图 2-16　期门

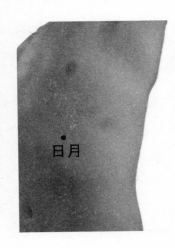

图 2-17　日月

（5）爱上火，吃辛辣食物的类型（肺胃实热证）的症状

1）主要症状：

①皮肤出油多。

②皮疹为鲜红色炎症性丘疹，有脓头或脓栓。

③皮疹消退一般在5～7天，不留瘢痕。

2）伴随症状：

①大便干、便秘。

②爱上火，上火就加重。

③有时皮疹会微痒。

3）易患人群：

①处于青春发育期的青少年。

②神经质的人，爱紧张的人。

③便秘的人。

④爱熬夜的人。

⑤常吃麻辣食品的人。

⑥过度使用营养保湿护肤品的人。

（6）爱上火，吃辛辣食物的类型（肺胃
实热证）的治疗

做完下列点穴按摩之后，再进行通用的
治疗操作。

1）穴位：鱼际、内庭。

表2-1　肺胃实热型痤疮的通用按摩

	位置	方式	作用
鱼际	掌侧第一掌骨中点，赤白肉际处	拇指垂直按压	清肺热、通便
内庭	足背，第二、三趾缝纹端	拇指垂直按压	清肺热、通便

2）通用治法。

腹部：摩腹，按压天枢、期门、日月。

背部：大椎、肺俞，刮痧。

四肢：合谷、丰隆、太冲，指按。

（7）爱上火，吃辛辣食物的类型（肺胃

实热证）的辅助治疗

日常生活应注意：

①生活规律：早睡、早起，饮食清淡，营养平衡。

②洗脸：用温水、香皂洗脸，每日 1～3 次，依据面部出油多少选择香皂的种类（中性或油性的硫磺皂）及用量，总之要达到彻底清洁皮肤油脂的目的。洗脸后感觉皮肤有紧绷感是正常的，经 20～30 分钟后就不再有紧绷感了，不用或少用护肤品，或仅在眼周、口周、下颌处用护肤品即可。

③饮食多吃蔬菜，不宜辛辣。适宜食物有白菜、荸荠、芹菜、萝卜、红薯、土豆、穿心莲、山药、鲜藕。

其他方法有：

萝卜拌藕：白萝卜、鲜藕。

材料：白萝卜 100g，鲜藕 50g。

做法：白萝卜洗净切小段；鲜藕洗净切

片，用水煮熟；将白萝卜、鲜藕装盘后加少量醋和白糖即可食用，也可根据自己口味调制。

面部外敷：黄瓜、鲜蒲公英、玉米粉。

材料：黄瓜 15g，鲜蒲公英 15g，玉米粉 15g。

做法：将全部材料洗净捣碎，拌成糊状，外涂于面部，20 分钟后洗掉，每日 1 次。

（8）面部出油，毛孔粗大，大便黏湿类型（脾虚湿盛证）的症状

1）主要症状：

①面部总是油油的。

②痤疮反复发作。

③皮肤毛孔粗大。

④面部能挤出较多像小虫一样的皮脂。

⑤有时有一小片一小片密密麻麻的粟粒疹。

2）伴随症状：

①性格内向，容易自卑，爱自责，追求完美。

②大便不干，反而容易出现黏湿，不易擦净，易粘在马桶上而不易冲掉。

③饮食总觉味淡，爱吃辛辣。

④爱吃甜食，如点心、冰淇淋、巧克力。

⑤多梦，爱犯困。

3）易患人群：

①消化功能不强，又爱吃辛辣的人。

②性格内向，还总爱与别人攀比的人。

③父亲或母亲一方皮肤毛孔粗大的人。

（9）面部出油，毛孔粗大，大便黏湿类型（脾虚湿盛证）的治疗

做完下列治疗之后，再进行通用的按摩治疗。

1）穴位：足三里、公孙、中脘、气海。

表 2－2　脾虚湿盛型痤疮的通用按摩

	位置	方式	作用
足三里	外膝眼下 3 寸，胫骨外侧一横指处	拇指垂直下压	补脾胃，通利水湿
公孙	足内侧，第一跖骨小头下方凹陷赤白肉际处	拇指按压	调脾胃，畅气机
中脘	脐上 4 寸，脐与胸骨下端连接线中点	拇指或中指垂直下压	健脾利湿
气海	脐下 1.5 寸处	拇指或中指垂直下压	补气助脾，运化水湿

2）通用治法：

①腹部：摩腹，指按天枢、期门、日月。

②背部：大椎、肺俞，刮痧。

③四肢：指按内关、合谷、丰隆、太冲。

（10）面部出油，毛孔粗大，大便黏湿类型（脾虚湿盛证）的辅助治疗

日常生活应注意：

①生活规律，早睡早起，饮食清淡，适当运动。

②洗脸：用温水、香皂洗脸，每日 2～3 次，香皂建议选用硫磺皂，用量适当增多，总之要达到彻底清洁皮肤油脂的目的，在眼周、口周下颌处不用硫磺皂，还可用少量护肤品。

其他方法有：

面膜制作可将黄瓜 15g、鲜芦荟 10g 切碎捣泥，并加入珍珠粉 5g、玉米粉 10g，拌成糊状，涂于面部，20～30 分钟后洗掉，2 天 1 次。

饮食要多吃蔬菜，不食辛辣。适宜食物有白菜、芹菜、胡萝卜、红薯、土豆、山药、赤小豆、薏米等。

材料：山药 50g，生粳米 50g，生山楂 20g，桂圆 20g，赤小豆 30g，煮粥，每日 1 次。

（11）学习压力大，工作紧张引起的类型（肝郁脾虚证）的症状

1）主要症状：

①面部痤疮，呈现丘疹，色略呈暗红色。

②面部可能出油不多，面色暗。

③心情容易波动，且波动较大，易过喜或过悲，易情绪化。

④大便多便秘。

⑤经期腹泻。

2）伴随症状：

①遇事爱紧张，对人对己要求过高，追求完美。

②面对压力无法放松自己。

③有时爱失眠。

④爱叹气，长出气后觉舒服。

3）易患人群：

①对自己要求过高，追求完美的人。

②爱操心、爱想事的人。

（12）学习压力大，工作紧张引起的类型（肝郁脾虚证）的治疗

做完下列治疗之后，再进行通用的按摩刮痧治疗。

1）穴位：肝俞、脾俞（刮痧），足三里、行间（指按）。

表 2-3　肝郁脾虚型痤疮的通用按摩

	位置	方式	作用
肝俞	第九胸椎棘突下旁开 1.5 寸	刮痧	舒肝解郁
脾俞	第十一胸椎棘突下旁开 1.5 寸	刮痧	健脾补气血
足三里	外膝眼下 3 寸，胫骨外一横指	拇指垂直下压	健脾补气血
行间	足背第一、二趾缝纹端	拇指垂直下压	泻肝火

2）通用治法：

①腹部：摩腹，指按天枢、期门、日月。

②背部：大椎、肺俞，刮痧。

③四肢：合谷、内关、丰隆、太冲，指按。

（13）学习压力大，工作紧张引起的类型（肝郁脾虚证）的辅助治疗

①找让自己开心的事做，如唱歌、下棋、书法、逛街、健身等。

②学习自娱自乐，释放压力，缓解紧张情绪，接受真实的自我，放宽对自己的要求。

③洗脸用温水，一般用中性香皂，每日洗1～2次。

④面膜：黄瓜，鲜芦荟，珍珠粉，玉米粉，制作用法同前（见 P69）。

⑤饮食：拌百合、乌梅、桂圆。百合2枚，乌梅2个，桂圆肉10g。

制作：将百合一片一片剥开，洗净，用开水烫熟；将乌梅、桂圆洗净捣碎；拌在一起加半勺蜂蜜后食用。

⑥适宜食物：乌梅、山楂、血豆腐、动

物肝脏、桂圆、萝卜、芹菜、山药、瘦肉。

（14）烦躁易怒引起的类型（肝郁血瘀证）的症状

1）主要症状：

①面部痤疮皮疹为炎性丘疹型，但丘疹色暗。

②面色晦暗。

③脾气不好，烦躁易怒。

2）伴随症状：

①爱生气，爱上火。

②爱叹气。

③有口臭、口干、口苦。

④女性有时月经不调，或有痛经，或经前易烦怒。

3）易患人群：

①性格急躁，爱生气，情绪化的人。

②青春发育期的人。

③月经不调的人。

（15）烦躁易怒引起的类型（肝郁血瘀证）的治疗

做完下列治疗之后，再进行通用的按摩治疗。

1）穴位：血海、侠溪、肝俞、膈俞。

表 2-4　肝郁血瘀型痤疮的通用按摩

	位置	方式	作用
肝俞	第九胸椎棘突下旁开1.5寸	刮痧	舒肝解郁
膈俞	第七胸椎棘突下旁开1.5寸	刮痧	活血化瘀
血海	膝部内上方，髌底内侧端上2寸	拇指垂直按压	活血化瘀
侠溪	足背外侧，当第四、五趾间	拇指垂直按压	泻肝火

2）通用治法：同前。

（16）烦躁易怒引起的类型（肝郁血瘀

证）的辅助治疗

①学习控制情绪：如果你是这样的情况，首先你要写下最近 3 次发怒的原因和结果。分析发怒的强度与原因是否相符以及发怒后情绪是否好转。有分析发现，烦躁易怒的人自己对情绪的控制力和克制力差是主因，所以要学会改变自己，延迟发怒的时间，降低发怒的程度。

②工作或学习不要太紧张，要学着轻松工作，快乐生活，有时间补偿自我和愉悦身心。

③洗脸：用温水和香皂清洁脸部，若出油较多，可选硫磺皂，每日 2～3 次，少用护肤品。

④面膜：同前（见 P69）。

⑤饮食：辛辣烧烤等易上火食物应不吃或少吃。

⑥适宜食物：穿心莲、生菜、葱、白菜、

萝卜、苦菜、芹菜、金桔、鲜橙。

九、毛发类损容性疾病的指压治疗

1. 斑秃

斑秃俗称"鬼剃头"、"鬼舔头"、"落光"等。对于它的发病原因和机制，中医认为不外虚实两方面。虚者因为脾胃虚弱，气血生成不足，血虚不能营养头部，风邪乘虚而入，风盛血燥，毛发脱落；或长期患病者肝肾亏虚，精血不足，头发得不到充足的营养。实者由于情绪因素，气血不和，血瘀阻滞在毛囊，头发干枯而落；或饮食偏嗜辛辣，湿热内蕴，熏蒸于头部使头发脱落。根据其发病原因和机制，治疗上应以补脾胃、益肝肾、养血、活血、祛风为治疗大法。指压治疗有非常好的疗效。

（1）辨证分型

血虚风燥型：脱发时间较短，头发突然

成片脱落，有轻度痒感，头皮干燥脱屑，伴有头晕、失眠、心悸、健忘，舌淡红，苔薄白，脉细数。

肝肾不足型：病程日久，头发大片脱落，头皮光滑，无新发生长，甚至形成全秃或普秃，伴有头晕、耳鸣、目眩、失眠、腰酸背痛、月经不调、遗精阳痿，舌淡红或红，苔花剥或少苔，脉沉细或弦细。

气血瘀滞型：病程较长，头发成片脱落，或眉毛、胡须俱落，日久不长，或脱发处有外伤血肿史，可伴有头痛，胸胁部胀痛，胸部憋闷气短，失眠，面色晦暗，皮肤干燥，舌暗有癥斑，苔薄白，脉沉弦或细涩。

湿热内蕴型：病情发展缓慢，头发成片脱落，头皮瘙痒，头发油腻，油质分泌物较多，伴有精神不振，食欲差，大便不畅，小便短少色黄，舌红，苔黄腻，脉滑数。

（2）指压疗法

主穴：脱发局部。

配穴：血虚风燥型配风池、肺俞、膈俞、曲池、足三里；肝肾不足型配肝俞、肾俞、三阴交、太溪；气血瘀滞型配膻中、膈俞、肝俞、内关、血海、太冲；湿热内蕴型配脾俞、胃俞、中脘、合谷、丰隆。失眠配神庭、神门、三阴交；头晕耳鸣配百会、中渚；胸闷配内关；皮脂分泌过多配上星；头皮干燥脱屑配膈俞、血海；头皮疹痒配大椎；久秃不愈配心俞、膈俞、肝俞、脾俞、肾俞、内关、足三里、三阴交；眉毛脱落配攒竹、鱼腰、丝竹空。

操作方法：从脱发区边缘斑秃与正常发区交界处开始，螺旋状向中心均匀按压，力度由轻至重。然后沿夹脊穴胸 1 至腰 4 连线由上至下，反复按压 10 次左右，轻或中等刺激强度。可明确分型者根据证型按压相关穴位，分型不明确时，可根据病程选用循经按压，各经均从肢体远端向近端沿循行路线均匀按压，10 次为 1 个疗程，疗程间隔 5～7 天。

（3）治疗要点

①在选用指压的各种治疗方法时，应特别注意各种治疗方法的适用范围。指压适用于斑秃局限、数目较少、全身伴随症状明显的患者；皮肤针适用于斑秃处皮肤光亮、无细软毛发出现时；灸法可与体针、皮肤针配合或交替使用；耳穴贴压最好作为其他方法的辅助治疗，或作为巩固治疗。多种方法综合应用或交替应用可提高或加速疗效。

②对于久治不愈或进行性加重的患者应进行微量元素、免疫功能、内分泌等方面的检查，必要时中西医结合治疗。

③斑秃局部不要使用强刺激性的外用药，尽量不用任何中药及西药。

2. 男性型秃发

男性型秃发又称"早秃"、"脂溢性脱发"等，青壮年多见，是一种难以治愈的损容性疾病，中医将其称之为"蛀发癣"、"油风脱发"、"虫蛀脱发"等。中医认为本病多因劳心过度，心血不足，或气血生成不足，血虚生风化燥，头发失去滋养而脱落；饮食偏于油腻，湿热内生，或湿热侵袭肌肉和皮肤，使气血功能失调，不能充分营养皮肤，影响毛发生长；长期患病者，肝肾不足，发根不牢固，头发稀疏脱落。

（1）辨证分型

血虚风燥型：早年脱发，头发稀疏、干枯，无光泽，头皮痒，头屑较多，伴有失眠、健忘、疲倦等，舌淡或边尖红，脉细数。

胃肠湿热型：头发稀疏、脱落，头发油湿，头屑油腻，头皮及面部皮肤光亮出油，头皮较痒，伴有胸部和胃部不适、大便不畅、尿色黄等，舌红，苔黄腻，脉滑数。

肝肾阴虚型：头发脱落缓慢，头发明显稀疏无光泽，头皮痒或不痒，头皮屑细碎或无头皮屑，伴有头晕、心烦、腰酸、乏力等，舌红或淡红，苔少或花剥，脉沉细。

（2）指压疗法

主穴：百会、四神聪、头维、头临泣、风池。

配穴：血虚风燥型配曲池、膈俞、血海；胃肠湿热型配中脘、足三里、内庭；肝肾阴虚型配肝俞、肾俞、三阴交；头皮瘙痒配大椎；头皮屑多配上星；头发油腻配丰隆；有紧张、忧郁、失眠等精神症状者配神庭、太阳、印堂、神门、三阴交、悬钟。

操作方法：从脱发区边缘处开始，从中间分别向两侧横向按压脱发区，均匀按压，病程短者用轻度刺激，隔日1次或每周2次，10次为1个疗程，疗程间隔5～7天。

（3）治疗要点

①指压治疗不仅能控制毛发脱落，还能促进脱发部位长出新发。适用于全身伴随症状明显者；皮肤针对病程较短者疗效较好；穴位注射常用于病程较长，脱发不止，经各种治疗难以控制的患者；耳穴贴压主要用于辅助治疗。

②与男性型秃发相类似的情况有很多，临床上要注意鉴别诊断，根据不同情况采用不同的治疗方法。

③局部治疗刺激手法都不应过重，可用延长刺激时间的方法加大刺激量。

3. 早老性白发

早老性白发因常见于青少年，又称青少年白发，是毛发全部或部分变白的一种疾病。中医认为过早白发多由于劳伤心脾，气血不足，不能滋养毛发，或由于先天禀赋不足、大病久病等导致肾精亏损，未老先衰，头发早白。

（1）辨证分型

气血亏损型：头发早白从两鬓开始，发质干枯无光泽，伴有失眠健忘、多梦、精神不振、四肢无力、头晕目眩，舌淡，苔薄白，脉细弱。

肾精不足型：头发早白，白发渐渐增多，头发稀疏，伴有腰酸背痛、头晕耳鸣、阳痿遗精、月经不调，舌红或淡红，苔少，脉沉细或弦细。

（2）指压疗法

主穴：百会、头维、足三里、三阴交。

配穴：气血亏损型配心俞、脾俞、气海；肾精不足型配肝俞、肾俞、关元、太溪；失眠配神庭、神门、厉兑；头晕配风池、太冲；耳鸣配听宫；阳痿遗精配命门、大赫、志室；月经不调配归来、血海。

（3）治疗要点

①应根据具体情况选用适当的治疗方法，

指压适用于伴随症状明显者；艾灸适用于无发热、以神疲乏力为主的患者；耳穴贴压适用于病程较短，由于精神因素引起者。

②指压治疗白发，疗程较长，因此要持之以恒。

十、损容损形相关疾病的指压治疗

1. 早衰的指压治疗

早衰是指未老先衰，即未到老年就出现了衰老的征象，也有人将其称之为"早老"或"早老综合征"。早衰不仅是疾病的表现和结果，常导致早亡，而且对人体美的损害也是非常严重的。早衰表现最多的是皮肤的衰老，出现肌肤干枯无光泽、弹性减弱、干燥粗糙、萎缩、皱纹等；其次是毛发脱落、灰白、干枯；还有过早出现的五官功能衰退、脏腑功能低下、情绪低落，各种老年病的提前发生，这些足以破坏人的外在美和精神风貌之美，因此，无论为了美丽还是养生保健，防治早衰都是非常重要的。中医认为早衰主要是由于先天不足、房事过度等导致肾气亏损；或饮食不节、操劳过度等导致脾胃虚弱；或起居失常、情志因素使气机运行异常，气血阻滞。可见本病主要与肾、脾、肝三脏密切相关，其主要病位在肾。

（1）辨证分型

肾气亏损型：面色憔悴苍老，鬓发早白脱落，乏力疲倦，腰脊酸软。偏肾阳虚者可见阳痿不育，性欲减退，怕冷喜卧，夜间小便频多，舌淡暗，脉沉弱；偏肾阴虚者可见多梦遗精、失眠健忘、心烦、头晕耳鸣，舌红，苔少，脉细数。

脾胃虚弱型：面容憔悴，鬓发斑白，皮肤干枯，肌肉消瘦或肢体浮肿，不爱言谈，食欲减退，肚子胀，大便稀或大便不畅，舌体胖大，苔白或腻，脉缓无力。

肝郁气滞型：面色晦暗，皮肤粗糙或有黑斑，神情呆滞，形态衰老，性格孤僻，情绪抑郁或喜怒无常，胸腹部胀满，舌暗红，有瘀点、瘀斑，脉弦或涩。

（2）指压疗法

主穴：百会、关元、足三里、三阴交。

配穴：肾气亏损型配肾俞、命门、气海、太溪；脾胃虚弱型配脾俞、胃俞、中脘、气海、内关、阴陵泉、太白；肝郁气滞型配肝俞、胆俞、期门、内关、阳陵泉、太冲。

（3）治疗要点

① 治疗早衰越早效果越好，对于有家族史或有慢性疾病或亚健康状态者，应从刚一进入中年就开始防治。

②治疗早衰应长期坚持，作为预防性治疗或治疗后期，可适当延长每次治疗的间隔。

③尽量消除引起早衰的原因，做到起居有常、饮食有节、房事适度、及时治疗相关疾病

等，在此基础上治疗早衰，才能见到效果。

2. 乳房形态不良的指压疗法

乳房形态不良主要表现为乳房发育不良和乳房下垂。乳房发育不良包括乳房较小、胸部扁平、乳房不对称、乳头内陷等。中医认为乳房的部位和生理功能与胃、肝、脾、肾及冲、任等脏腑经络密切相关。乳房部位为足阳明胃经、足厥阴肝经和足太阴脾经所过，位属足阳明的经络并与手足厥阴、少阳经络交会于天池穴，功能上与肾精、天癸、冲任的盛衰密切相关。指压治疗乳房形态不良，主要是通过刺激有关腧穴，强化肝肾功能，疏通经络，改善乳房的气血运行状况，故能够促进乳房的发育生长；调节脏腑功能，滋养肾脏，调理冲任，故能够治疗乳房松弛、下垂等。

（1）辨证分型

肾气不足型：形体瘦小，发育迟缓，青

春期后乳房小于正常范围或没有发育，月经稀少或未来潮，女性性征不明显，身体虚弱，疲乏无力。舌淡，苔白或少苔，脉沉无力。

脾胃虚弱型：形体消瘦，乳房干瘪或下垂，面色苍白或萎黄，食欲差，疲倦，腹部胀满，大便稀，月经量少或淋漓不止，白带清稀不断。舌体胖大边有齿痕，舌质淡，苔白或白腻，脉虚细无力。

气血两亏型：乳房瘦小或松弛下垂，面色苍白，唇甲色淡无光泽，食欲不振，心慌气短，月经延期且量少色淡。舌淡，苔白，脉细无力。

冲任不调型：乳房缩小渐失弹性、松弛下垂，月经不调或闭经，婚后久不孕育，下腹坠胀，腰膝酸痛，心烦乏力。舌红或淡红，苔少，脉沉迟或沉弦。

（2）指压疗法

取穴：主穴为百会、膻中、膺窗、天池、

神封、乳根、夹脊（胸3～胸7）、少泽、足三里、三阴交。

配穴：肾气不足型配夹脊（腰1～腰5）、肾俞、关元、太溪；脾胃虚弱型配夹脊（胸9～腰1）、脾俞、胃俞、天枢、阴陵泉；气血两亏型配心俞、膈俞、气海；冲任不调型配夹脊（胸9～腰2）、肝俞、肾俞、带脉、阴交、子宫、合谷、大敦。

操作：从乳房根部边缘向乳头方向回旋按压，至距乳头处2厘米处停止，如此反复，每侧乳房按压约15分钟，使皮肤有温热感为度。本法每日或隔日治疗1次，10～20次为1个疗程，疗程间隔5～10天。

（3）治疗要点

①指压治疗乳房形态不良的适应证是无卵巢严重疾病的乳房瘦小、干瘪、下垂等；治疗对象为18～45岁的育龄女性；治疗时间以排卵期前3天至月经来潮前为最好，因为

这一段时间影响乳房的激素分泌最旺盛。

②由于某些疾病引起的女性性征发育不良，应在有效治疗原发病的基础上治疗乳房发育不良。由于恶性减肥或病后身体消瘦而导致乳房干瘪、松弛下垂者，应在改善消瘦体质，保证体内脂肪含量正常的基础上，才能取得丰乳的效果。伴有月经病者，应首先治疗月经病。一般情况下经期、孕期、哺乳期暂不治疗，哺乳期过后半年再治疗。

③治疗乳房形态不良一般需要较长时间，设计疗程可根据月经周期调整，不必拘泥于固定时间和次数，使患者容易配合，也有益于提高疗效。

④单一疗法效果不明显时，要根据患者情况及时采用综合疗法治疗。

3. 拯救"大饼脸"

虽然拥有窈窕的身材，但如果配上一张圆嘟嘟的脸，还是会让人觉得丰腴。于是，希望脸部变小一点也就成了爱美人士关注的"热点问题"。通过脸部的穴位指压按摩，同样可以达到为脸部"减肥"的目的。通过指压按摩刺激脸部及耳部的穴位，让疲劳、浮肿的脸恢复活力，促使脸颊部多余脂肪的燃烧，促进面颊部组织的新陈代谢，消除神经肌肉的紧张，从而使面部皮肤和肌肉富有弹性、红润有光泽，延缓衰老、减少皱纹，达到既瘦脸又美容养颜的双重效果。

主穴：四白、颧髎、巨髎、颊车、承浆、迎香。

配穴：瞳子髎、承泣、合谷、手三里、中脘、足三里。

（1）按揉法：坐位或仰卧位，两手拇指同时顺时针按揉四白、颧髎、巨髎、颊车、承浆、迎香穴约2分钟，然后逆时针按揉约2分钟，以局部感到酸胀并向整个面部放散为好。

（2）拍打法：坐位或仰卧位，两手四指轻轻拍打脸部四白、颧髎、巨髎、颊车、承浆、迎香等穴，以及脸上比较胖的部位，约5分钟，以脸部感到微微发热为好。

（3）干搓脸法：坐位或仰卧位，双手模拟洗脸的动作，自上而下按摩约5分钟，以脸部感到微微发热为好。

（4）简易妙招

①用食指、中指、无名指，从嘴角向太阳穴轻轻画圈按摩，或轻轻拍打，反复约2分钟，随时可以做。另外，还可以通过每天嚼口香糖来锻炼面部肌肉、燃烧脂肪、增强弹性。

②在按摩时配用精油方案：

紧实抗衰老精油：乳香油4滴＋玫瑰油3滴＋薰衣草油4滴＋荷荷芭油30ml。

保养肌肤精油：杜松果油2滴＋乳香油2滴＋柠檬油1滴＋天竺葵油1滴＋纯乳

液 50ml。

另外也可将瘦脸霜或纤容霜涂抹在脸上，再进行穴位按摩，能起到很好的疗效。

4. 消灭双下巴

你的脖子上也有"游泳圈"吗？随着年龄的增长，你的双下巴越来越明显了吗？如果你想要摆脱恼人的双下巴，那么请一定要努力地捏拿、按摩，充分的按摩、捏拿动作对于消除双下巴的皮下脂肪从而瘦脸非常有效。在按摩双下巴的同时，可以促进双下巴的新陈代谢，让多余的脂肪慢慢地消除。

主穴：承浆、大迎、廉泉、颊车。

配穴：风池。

（1）按揉法：用食指顺时针按揉承浆、大迎、廉泉、颊车穴约 2 分钟，然后逆时针按揉约 2 分钟，以局部感到酸胀并向下颌和颈部放散为好。

（2）点按法：用拇指或食指点按承浆、

大迎、廉泉、颊车穴，每穴约 1 分钟，以局部感到酸胀并向下颌和颈部放散为好。

（3）简易妙招

①用食指、中指、大拇指，一起将下巴的脂肪慢慢往上拉，反复约 2 分钟，每天 3 遍。

②两手轮流将下巴的赘肉由下往上推摩拍打，反复约 2 分钟，每天 3 遍。

③用两手大拇指按摩耳垂下方 3 分钟，帮助紧实下巴肌肉，提拉松弛的皮肤，每天 3 遍。

④在按摩时配用紧实抗衰老精油：乳香油 4 滴＋玫瑰油 3 滴＋薰衣草油 4 滴＋荷荷芭油 30ml。

5. 拯救胖手臂

圆隆的胳膊和修长、圆润的手臂也同样是身体健美不可或缺的一部分，而有些人的手臂松垮粗肥，这是为什么呢？主要是因为手臂的肌肉用得越来越少，手臂的脂肪不能有效地燃烧，久而久之，手臂变得松垮而没有弹性。按摩手臂穴位有助于紧实手臂肌肉，燃烧手臂多余脂肪，重新塑造修长、圆润的手臂。

主穴：肩井、天宗、臂臑、曲池、手三里、内关、外关、大陵。

配穴：肩髎、肩贞、少海、养老、支沟。

（1）按揉法：取坐位，拇指指端着力，先顺时针方向按揉肩井、天宗、臂臑、曲池、手三里，然后逆时针按揉，每穴约1分钟，以局部感到酸胀为佳。

（2）对拿法：取坐位，拇指、中指同时用劲对拿内关、外关穴约2分钟，以局部感到酸胀为佳。

（3）推擦法：取坐位，用手掌从肩部向腕部，从手臂的内外、前后等各个方向推擦手臂36次。以手臂感到发热为佳。

（4）简易妙招

①擦手阳明大肠经，调节手臂气血运行：用手指交替地自上而下擦手臂外侧面，来回 64 次，以手臂感到发热为佳，脂肪丰厚部位着重摩擦。

②按摩的时候适当加用精油（迷迭香油 2 滴＋杜松油 3 滴＋薰衣草油 2 滴＋基础油 30ml），能够刺激皮肤收紧，起到很好的作用。

6. 赶走小腹赘肉

腹部是人体最容易堆积脂肪而形成赘肉的部位，当人吃进去的热量大于消耗的热量时，就会形成脂肪组织囤积在体内，尤其是腹部。经常大吃大喝，又不坚持运动的人，腹部脂肪会明显增加。当然，遗传因素、激素分泌不正常、类固醇药物的长期使用都可能导致腹部的肥胖。现在，你只需要通过穴位的指压按摩就能赶走赘肉。

主穴：水分、天枢、中脘、滑肉门、气海、关元、阴陵泉。

配穴：下脘、中极、内关、合谷、足三里、三阴交、丰隆。

（1）指压按摩方法

①按揉法：食指顺时针按揉水分、天枢、中脘、下脘、滑肉门、气海、关元、阴陵泉、足三里、三阴交、丰隆，然后逆时针按揉，每穴约1分钟，以局部感到酸胀并向整个腹部放散为好。

②点按法：用食指或中指点按水分、天枢、中脘、滑肉门、下脘、中极、阴陵泉，每穴约1分钟。点按四肢穴位时，可以同时按摩双下肢。

（2）简易妙招

①双手虎口交叉，掌心对小腹，紧贴肚皮，顺时针揉摩腹部120次，然后逆时针揉摩120次，直到小腹部微微发热为好。

②肥胖者还可以根据自身的症状，按摩时适当地加用精油，会起到很好的效果。精油配方如下：

消化不良、肚子胀：欧薄荷油 4 滴 + 杜松油 2 滴 + 罗马甘菊油 2 滴 + 纯乳汁 50ml。

便秘：迷迭香油 2 滴 + 马郁兰油 1 滴 + 黑胡椒油 1 滴 + 基础油 30ml。

7. 塑出动人腰线，打造窈窕曲线

"水桶腰"令女性失去婀娜多姿的身材，也让男士失去玉树临风的潇洒。"水桶腰"的形成有很多原因，其中运动量不足、久坐、烟酒嗜好等是主要原因。另外，遗传因素、激素分泌改变、类固醇药物的长期使用都可能导致"水桶腰"的出现。在你为"水桶腰"而卖力地进行运动、节食的时候，通过穴位指压按摩能够明显地增加疗效，更有效地消灭腰部脂肪，还你动人的"S"型曲线。

主穴：天枢、中脘、三焦俞、肾俞、命

门、小肠俞、阴陵泉、阳陵泉。

配穴：气海、关元、三阴交、丰隆、昆仑。

（1）按揉法：用食指顺时针按揉天枢、中脘、气海、关元、阴陵泉、阳陵泉、足三里、丰隆、三阴交等穴位，然后逆时针按揉，每穴约1分钟，以局部感到酸胀并向周围放散为好。然后按上法按揉三焦俞、肾俞、命门、志室、昆仑等穴位。

（2）分推法：用手掌向下分推患者腰腹部多余脂肪，直到皮肤微红，感到发热为止；然后向下和向两边分推腰背部的脂肪组织，直到大腿根部。

（3）简易妙招

①腰部肥胖与我们的生活方式有很大的关系。对于女性，则与她们的内分泌水平有密切关系。控制好饮食结构，避免摄入多糖食物以及啤酒、可乐等饮料。坐位时保持腰

部挺直，站立时经常有意识地收缩腰肌，挺直腰板。还可以随时捏拿、拍打腰腹部的脂肪组织，促进脂肪燃烧。

②按摩的时候适当地加用精油，会起到很好的效果。精油配方如下：

柠檬油3滴＋刺柏油3滴＋基础油30ml。

迷迭香油2滴＋杜松油3滴＋薰衣草油2滴＋基础油30ml。

8. 提臀美臀，紧实臀部曲线

紧实且又挺又翘的臀部是现代男性和女性性感的象征。臀部过大或松垂会使你的体型变得臃肿，造成大屁股的主要原因在于不运动和吃得太多。长时间坐着不运动会造成臀部血液循环减慢，淋巴回流不畅，体内毒素容易堆积在臀部，引起脂肪囤积，形成大屁股。另外，生育完小孩的妇女也容易出现大屁股，这可能与体内激素水平改变有关。

通过臀部的穴位指压按摩和肌肉锻炼，

可以有效地促进血液循环和淋巴回流，加速脂肪代谢，还你紧实且又挺又翘的性感臀部。

主穴：肾俞、命门、小肠俞、八髎、承扶、殷门、环跳、委中、阳陵泉、足三里。

配穴：秩边、关元俞、阴陵泉、三阴交、丰隆。

（1）按揉法：用大拇指顺时针方向按揉肾俞、命门、小肠俞、八髎、承扶、殷门、环跳、委中，然后逆时针方向按揉，每穴约1分钟，以局部有酸胀感为好。

（2）点按法：用大拇指或中指点按肾俞、命门、小肠俞、八髎、承扶、殷门、环跳、委中等穴，每穴约1分钟，以局部有酸胀感为好。

（3）提拿臀部：双手十指自下而上边抓捏，边提拿臀部肌肉，到发热程度为止，可预防臀部下垂。

（4）简易妙招

①臀部肌肉、脂肪直接关系到臀部的美

观，结实的臀部肌肉可以预防臀部下垂或平坦。在自然站立的情况下，稍微使一侧下肢向后伸，上身保持正直，这样臀部肌肉就紧张了，两腿交替做此动作，会收到意想不到的效果。

②按摩的时候适当地加用精油，能够刺激皮肤收紧，达到更好的效果。精油配方如下：

柠檬油 3 滴＋刺柏油 3 滴＋基础油 30ml。

9. 赶走粗壮大腿，塑造小美腿

粗壮的大腿和小腿让很多女性不敢穿漂亮的裙子，这已成为她们心中的别扭疙瘩。由于长时间坐着，缺乏科学的运动方法和合理的饮食安排，大腿和小腿便会堆积过多的脂肪。通过指压按摩腿部的穴位，疏通上下经络，促进下肢的血液循环，可以消除腿部的脂肪，还你修长的大腿和富有魅力的小腿。

主穴：风市、殷门、委中、血海、承山、

阳陵泉、足三里、丰隆、太溪。

配穴：承扶、阴陵泉、三阴交、昆仑、照海。

（1）按揉法：用大拇指顺时针方向按揉风市、殷门、委中、承山，然后逆时针方向按揉，每穴约1分钟，以局部有酸胀感为好。然后以同样方法按揉血海、阳陵泉、足三里、丰隆、太溪等穴位。

（2）点按法：用大拇指或中指点按风市、殷门、委中、承山等穴，每穴约1分钟，以局部有酸胀感为好。然后以同样方法按揉血海、阳陵泉、足三里、丰隆、太溪等穴位。

（3）推擦法：用手掌从臀部向足跟部推擦大腿、小腿后面，用力均匀，频率一致，约3分钟，直到下肢后面微微发热；然后以同样方法推擦大腿和小腿前面和侧面。

（4）拍打法：用手掌交替地自上而下拍打大腿和小腿的内侧、外侧和后侧，每侧2

分钟，以下肢感到发热为止，脂肪丰厚部位着重拍打。

（5）简易妙招

①小步快走，既不会增粗肌纤维，同时还可以促进腿部脂肪的燃烧，是很好的美腿瘦腿的方法。

②按摩的时候适当地加用精油，能够刺激皮肤收紧，消除水肿，起到很好的效果。精油配方如下：

姜汁油 4 滴 + 丝柏油 3 滴 + 薰衣草油 2 滴 + 基础油 30ml。